Vorwort zur ersten Auflage.

Schon seit Jahren habe ich meinen Hörern, Studenten und Aerzten, die in der Klinik üblichen Arznei- und diätetischen Verordnungen gedruckt in der Vorlesung übergeben. Da auch von anderer Seite Anfragen wegen dieser Verordnungen an mich gerichtet wurden, habe ich mich entschlossen, sie zu veröffentlichen.

Man wolle in dem Büchelchen nicht mehr erblicken, als sein Titel besagt, nämlich die in meiner Klinik erprobten und bewährten Verordnungen und nicht operativen Massnahmen. Namen und Literatur sind weggelassen. Auf Vollständigkeit erheben die Blätter keinen Anspruch. Sie rufen aber vielleicht das eine oder das andere dem praktischen Arzte in Erinnerung.

Berlin, Dezember 1911.

P. Strassmann.

Vorwort zur zweiten Auflage.

Die neue Auflage ist vielfach erweitert und vervollständigt. Die geburtshilflichen Verordnungen sind neu hinzugekommen, ebenso zahlreiche gynäkologische und diätetische Abschnitte. Der Umfang des Buches ist nicht grösser geworden, da auf die durchschossenen Seiten verzichtet wurde.

Berlin, September 1913.

Der Verfasser.

Arznei-

und

diätetische Verordnungen

für die

gynäkologisch-geburtshilfliche Praxis

aus der

Frauenklinik

von

Professor Dr. Paul Strassmann
in Berlin.

Zweite erweiterte Auflage.

1914

Springer-Verlag Berlin Heidelberg GmbH

Softcover reprint of the hardcover 2nd edition 1914

ISBN 978-3-662-34407-1   ISBN 978-3-662-34678-5 (eBook)
DOI 10.1007/978-3-662-34678-5

Allgemeines.

1. Den Patienten möglichst keine Gifte in die Hand geben!
2. Nichts Riechendes, Fleckendes oder Wäsche Zerstörendes verordnen!
3. Alles in vorgeschriebener Menge verordnen! Anwendung der Berliner Magistralformeln (s. hinten).
4. Verwendung der Tabloide und Ampullen.
5. Bei Verordnung von Mitteln mit Maximaldosen und bei Verordnungen für Mädchen unter 15 Jahren ist jedesmal die gedruckte Tabelle (s. hinten) einzusehen!
6. Alle Rezeptzahlen kopieren!
7. Bei schlechtem Appetit Arzneien möglichst in Zäpfchenform geben! Schlecht schmeckendes ist unrichtig!
8. Ergotineinspritzungen (Secacornin usw.) werden in das Gesäss, alle anderen Einspritzungen in die Aussenseite der Oberschenkel gemacht. Cave: intrakutane und intramuskuläre! Kochsalzinfusionen (1 Liter 0,6 NaCl 1000 Aq. destill. 42º C warm) in die Gegend unterhalb der Schlüsselbeine, nicht in die Mammae!
9. Kühl = 20º C,   Warm = 40º C,
   Lau = 30º C,   Heiss = 50º C.
10. Nicht öfter wie zweimal wöchentlich auf dem Untersuchungsstuhl behandeln!
11. Von jeder Kranken Urin auf Eiweiss und Zucker untersuchen. Jede letzte Menstruation aufschreiben!
12. Für Eingriffe vor dem 21. Geburtstag muss schriftliche Zustimmung von Eltern oder Vormund gefordert werden.

Abführmittel

Diät: Obst — Gemüse (Rhabarberkompot, Pflaumenmus) — Pfefferkuchen — Milchzucker — Buttermilch — Himbeerwasser — möglichst Entziehung der Abführmittel!

—

Nach 4 Wochen Einlauf oder Abführmittel wechseln!

—

$1/2$—1 l 30° C warmes Wasser mit etwas Seife oder $1/4$ l Oel (Ol. Sesam) abends, wenn nötig morgens $1/2$ l Seifenwasser
oder Camillen (2 Esslöffel: aufgiessen mit 1 l heissem Wasser, durch ein Tuch giessen und abkühlen lassen.

Milchsirupklystier:
250—500 g Sirup in 250—500 g Milch (38° C) lösen!

—

Ol. ricini, 1—2 Esslöffel in Weissbierschaum („Ananasöl") 24 Stunden vor Operationen, nach der Entbindung am dritten oder vierten Tage.

—

Rhabarbertabletten, Sagradatabletten, Sagradabarbertabletten.

—

Califig 1—2 Esslöffel.

—

Regulin (in Apfelmus 1 Teelöffel zu nehmen).

—

Faulbaumrinde für 50 Pfennig
1 Esslöffel auf 1 Tasse Tee.

—

Spec. gynaecol. F. M. B. Dos. I
1 Esslöffel auf 1 Tasse Tee.

—

Karlsbader Salz (nüchtern 1 Esslöffel in 1 Glas warmen Wassers zu nehmen).

—

Kissinger Pillen, Marienbader Pillen.

—

Tabl. laxans vegetab. (B. W. & Co.) (s. hinten) 1—2 Tabletten (enthält Extr. Colocynthidis, daher nur vorübergehend).

—

Massage: nicht wo Adnex- oder Appendixerkrankungen gewesen sind!

—

Selbstmassage des Leibes mit „Holzkugel".

—

Abort:
1. **drohender:** Ruhe, bis 8 Tage ohne Blutung — Opiumzäpfchen (0,05—0,1) — Keine Eisblase!

2. **beginnender:** Scheidentamponade — Uterustamponade (Jodoformglyceringaze).

3. **vorgerückter:** Ausräumung. **Cave:** Kornzange oder ähnliche Instrumente.

4. **beendeter:** Secalepräparate.

5. **unvollendeter:** Ausräumung, Ausschabung (nie ohne Assistenz!) — Laminaria.

Abort

Habitueller Abort oder Frühgeburt: Vorgeschichte des Mannes! Wassermannsche Reaktion! Schmierkur während des Wochenbettes.

1. Bei L.: **Neosalvarsan:** Ampulle à 0,4 subkutan. Bei der Frau: „**Massagekur mit roter Salbe.**" (Ungt. Hydrarg. cum Resorcin. parat. rubrum.) In der Schwangerschaft: Täglich 1 g Sajodin oder Rp. Kal. jodat. 12,0
    Syr. aurant. 20,0
    Aq. destill. ad 200,0.
    D. S. Täglich 1 Esslöffel.

Nach 12 Tagen 1 Woche pausieren, dann ebenso fortsetzen bis zum 8. Monat (Aussetzen bei Schnupfen, Kopfschmerzen, Jodacne, Magenstörung).

2. Wenn keine L.: 1 Jahr nicht konzipieren! — Badekur — Spülungen mit Sol. Lugol!

Ausschabung nur bei Katarrh mit starker Menstruation!

In der Schwangerschaft: **Cave:** Bäder, Cohabitation — Ring einlegen bis 5. Monat — Jodkali (versuchsweise).

Nicht öfter als zweimal täglich spülen! Irrigator (keine Ballonspritze!), Höhe $1/2$—1 Meter über dem Becken.

Cave: Sublimat, Carbol, Lysol, Chlorzink, Formalin.   **Ausspülungen**

Schleimlösend: Soda (gepulv.) für 30 Pfennig
1 Esslöffel auf 1 l Wasser oder
für 1 M. Seifenspiritus
1 Esslöffel auf 1 l lauen Wassers oder
Lysoform (in Originalflaschen)
1 Teelöffel auf $1/2$—1 l Wasser.

Eau de Cologne (1 Teelöffel) oder Spirit. sapon. odoratus (1 Esslöffel) auf 1 l bei scharfem Geruch!

Krystallisierte Borsäure 200,0
1—2 Esslöffel auf 1 l lauen Wassers.

Essigsaure Tonerde-Lösung 200,0
2 Esslöffel auf 1 l lauen Wassers.

Pulver. Alaun 200,0
1—2 Teelöffel auf 1 l lauen Wassers.

Roher Holzessig 500,0
2 Esslöffel auf 1 l Wasser
    (bei Erosion).

Kalium permang. 20,0
1 kleine Messerspitze auf 1 l Wasser
    (bei Ulcerationen, Decubitus).

Sol. Jodi Lugol F. M. B. dos. I
D. S. 1—2 Esslöffel auf 1 l Wasser.

Stassfurter Salz (1 kg) oder Kreuznacher Mutterlauge (1 l).
2 Esslöffel auf 1 l heissen Wassers
    (bei chronischen Entzündungen).

Krankenheiler Jodsodaseife
  1 Stückchen von 1—2 ccm Grösse abschaben
  (auf 1 l)
  (bei klimakt. Hydrorrhoe und Myomen).

Zinc. sulfur. 200,0
  D. S. 1—2 Teelöffel auf 1 l lauwarmen Wassers
  (bei gonorrh. Fluor).

Cuprum sulfur. pulv. 100,0 (oder mit Acid. boric. ana).
  D. S. 1 Messerspitze auf 1 l Wasser
  (1 Teelöffel bei eitrigem Katarrh).

Acid. tannic. 200,0
  D. S. 1 Esslöffel auf 1 l heissen oder eiskalten Wassers
    (bei Blutungen).

Infus. herbar. Conii 20,0 : 230,0
Aqu. amygd. amar. 20,0 oder
Tinct. Opii simpl. 10,0
  M. D. sub sign. venen. S. 2 Esslöffel auf 1 l lauen Wassers
    (schmerzstillende Spülung).

20 gtt. Tinct. Opii simpl. auf 1 l lauwarmen Kamillentees
    (schmerzstillende Spülung).

Solveol oder Creolin 200,0
  D. S. sub signo veneni
  1 Teelöffel auf 1 l kühlen Wassers
    (bei jauchendem Karzinom).

Zeit möglichst vor oder nach der „Saison" bez. Schulferien!

Auswahl nach Behagen und Ansprüchen der Kranken!

Im Badeort keine örtliche gynäkologische Behandlung! Brunnen, Bäder, Diät bestimmt der Badearzt. **Badeorte**

3 höchstens 4 Bäder in der Woche!

—

Für junge Mütter mit kleinen Kindern See besser als Gebirge!

Cave: Kalte Seebäder bei Schwangerschaft oder Neigung zu Blutungen!

—

Einige Badeorte und Brunnen:

Ostsee: Mecklenburg: Ahrendsee, Brunshaupten, Heiligendamm, Warnemünde.

Pommern: Ahlbeck, Heringsdorf, Bansin, Swinemünde (Soole), Misdroy, Zinnowitz, Kolberg (Soole, Moor).

Rügen: Binz, Göhren, Putbus, Sellin, Sassnitz.

Preussen: Zoppot (Danzig), Kranz (Königsberg).

Holstein: Glücksburg.

Dänemark: Klampenborg, Marienlyst.

—

Nordsee: Deutsche Küste: Amrum, Borkum, Föhr (Wyk), Helgoland (bei Heuschnupfen!) Juist, Langeoog, Norderney, Spikeroog, Sylt (Westerland, Wenningstädt), Wangeroog.

Dänemark: Fanö.

Holland: Nordwyk, Scheveningen, Zandvoort.

Belgien: Heyst, Blankenberghe, Ostende.

—

Eisen- bzw. **Moorbäder:**

Deutschland: Alexisbad (Harz) 325 m, Altheide (Schlesien) 400 m, Berka (Ilm) 277 m, Bocklet

(Kissingen) 200 m, Brückenau (Bayern), Driburg (Teutoburger Wald) 220 m, Elster 500 m, Flinsberg 520—970 m, Freienwalde bei Berlin, Kohlgrub (Bayern) 900 m, Kudowa 410 m.
Landeck 452 m, Liebenstein 335 m, Lobenstein (Reuss) 515 m, Polzin (Pommern), Reinerz 568 m, Rippoldsau 570 m, Schmiedeberg (Halle), Schwalbach 318 m, Steben (Bayern) 581 m.

Oesterreich: Franzensbad 450 m.
Schweiz: St. Moritz 1770 m.
Belgien: Spa 250 m.
Russland: Liman bei Odessa.

—

Soole:

Berchtesgaden 750 m, Harzburg 300 m, Kolberg, Kösen 136 m, Rothenfelde (Hannover) 112 m, Salzungen (Meiningen) 262 m, Soden 152 m, Sulza (Weimar) 148 m, Reichenhall 470 m, Hall (Oberösterreich) 370 m, Hallein (Salzburg) 450 m.

—

Jodhaltig: Krankenheil-Tölz 670 m, Kreuznach und Münster am St. (Nahe).

—

Schwefel: Aachen, Langensalza, Nenndorf (Hannover), Eilsen (Lippe).
Oesterreich-Ungarn: Pistyan 162 m.
Schweiz: Gurnigel 1155 m, Heustrichbad 700 m.

—

Arsen: Dürkheim (Bayr. Pfalz).
Oesterreich: Levico, Vetriolo (500—1500 m).
Schweiz: Val Sinestra (1484 m).

—

Kochsalz und Thermen:

Baden-Baden 200 m, Homburg 192 m, Kissingen 200 m, Nauheim 149 m, Oeynhausen 73 m, Salzschlirf (Hessen) 250 m, Wiesbaden 117 m.

—

Alkalisch-mineral. und sulfat. Quellen:
 Ems 82 m, Hersfeld 212 m, Neuenahr 92 m, Karlsbad 374 m, Marienbad 628 m, Schuls-Tarasp-Vulpera 1200—1270 m.

—

Alkalisch-erdige:
 Lippspringe, Wildungen 300 m, Teinach 400 m, Leuk 1141 m.
 Frankreich: Contrexéville 350 m.
 Ungarn: Rajezfürdö 420 m.

—

Brunnen (natürl.):
Fachinger, Salzschlirfer, Salzbrunner, Neuenahrer, Nauheimer, Wildunger, Biliner, Giesshübl, Vichy.

—

Bitterwasser:
 Friedrichshaller, Harzburger Crodoquelle, Salzschlirfer. — Apenta, Saxlehner, Hunyadi Janos.

—

Radiumthermen: Baden-Baden 200 m, Badenweiler 420 m, Kreuznach, Landeck 452 m, Schlangenbad 230 m, Warmbrunn 346 m, Wildbad 430 m.
 Oesterreich: Gastein 1012 m, Joachimsthal 600 m, Johannisbad 615 m, Teplitz 230 m.
 Schweiz: Ragatz-Pfäfers 521 m.

—

Nur Radium-Trinkquelle: Elster (Brambacher) Wettinquelle.

—

Cave: Heisse Bäder!

—

Zu Heilzwecken: Vormittags baden, 15—20 Min., dann 1 Glas Milch trinken und 1 Stunde im Bett ruhen.

—

Zusätze.

Bäder

Aromatische: 1—2 Esslöffel Mixt. oleoso-balsamica.

—

Fluinol: Gibt dem Bade Fluoreszenz.

—

Eisenbäder (Anämie, Bluter):
Ferr. sulf. 100,0
f. cum bolo globulus. D. tal. glob. No. X
S. 1 Kugel in heissem Wasser zu lösen.

—

Fichtennadelextrakt: 200 g.

—

Kleiebäder (Furunkulose, Pruritus): 500 g Weizenkleie in Beutel mit 5 l Wasser abkochen.

—

Kohlensäurebäder (fertig zu kaufen) nicht über 33° C.

—

Kochsalz, Stassfurter Salz oder Kreuznacher Mutterlauge: 1000—3000—5000 g (Cave: rauhe Haut).

—

Sublimat: 1 g-Pastille zum Kinderbad, 2 g für Erwachsene.

—

I. Taenia:

1. Abends vorher gewürzter Heringssalat (Probekur: am nächsten Morgen Ol. ricini 1 Esslöffel).

   —

2. Früh:
   Extr. filic. mar. 1,0
   D. ad caps. gelat. tal. dos. VIII—X.
   S. nüchtern in schwarzem Kaffee innerhalb ½ Stunde zu nehmen.

   —

Bandwurm

3. Nach ½ Stunde:
   Pulv. laxans. F. M. B. dos. I
   D. S. 2 Pulver innerhalb 1 Stunde zu nehmen.

   —

(Oder statt 2 und 3 Helfenberger Bandwurmmittel.)

   —

4. Stuhlentleerung auf Eimer mit verdünnter warmer Milch.

   —

5. Wurm vorsichtig waschen, in verdünntem Spiritus alle, auch die kleinsten Stücke dem Arzte mitbringen!

   —

6. Erstes Nahrungsmittel danach Tee oder Bouillon mit Zwieback.

   —

II. Oxyuris:

Santoninplätzchen — Knoblauchklystier.

   —

Rumumschlag.

Kümmeltee — Kamillentee — Warmer Karlsbader Brunnen.

Tinct. carminativa 10,0. 20 Tropfen.

Darmrohr.

Glycerinspritze:
 1 Esslöffel Glycerin
 1 Esslöffel Wasser
 (mit Handspritze in den Darm einspritzen).   **Blähungen**

Nach Operationen:
 Rp. Physostigmin. salicyl. 0,01
  Aqu. destill. ad 10,0
M. D. S. Zu Hdn. d. Arztes 1,0 = 0,001 Physostigmin einspritzen.

Bauchlage (Darmatonie nach Operationen).

Scheidentamponade (auch während der Menstruation!) 4—6 sterile, auch mit Tannin gepuderte Wattetampons oder Jodoformgaze, im Spiegel einführen! 24—48 Stunden liegen lassen!

Gelatine: innerlich, täglich
10 g = 20 Blatt feinste Kochgelatine abwechselnd als Fleisch-, Milch-, Frucht-, Weingelée oder in heisser Bouillon.

Pulv. secal. cornut. 10,0
    D. S. 3 mal täglich 1 Messerspitze in Kaffee zu nehmen.

Blutungen

Infus. secal. cornut. 8,0/180,0
Tinct. Cinnamom. 5,0
Sir. cort. Aurant. ad 200,0
    D. S. 2 stündlich 1 Esslöffel.

Extract. secal. cornut. fluid.
Tinct. Cinnamom. ana 15,0
    D. S. 3 mal täglich 15—20 Tropfen.

Tinct. haemostypt. (s. hinten)
    D. S. 3 mal täglich 20—30 Tropfen.

Extract. secal. cornut.
Pulv. secal. cornut. ana 3,0
Mass. pil. q. s. oder bei Verstopfung
Pulv. rad. Rhei 1,5
    ut f. pilul. No. 60. D. S. 3 mal täglich 1 Pille (bei Myomen 5 mal im Jahre zu nehmen).

Ergotin
Glycerin
Aqu. dest. ana 3,0
Sol. Acid. carb. (5 %) gtt. II
    D. S. 1—2 g einspritzen (bei Blutungen post partum).

Extract. secal. cornut. 0,25
But. Cacao ad 2,0
M. f. supp. D. tal. supp. No. VI. S. täglich
1 Zäpfchen in den Mastdarm einzuführen.

—

Secacornin (Originalfl.) (1,0 = 4,0 Secale)
2—3mal täglich 5—10 Tropfen; zur Einspritzung 1 g. In der Kassenpraxis: Erystypticum.

—

Extract. Hydrast. canad. fluid. 50,0 (teuer!).
D. S. 3mal täglich 30—40 Tropfen; vom Tage
der Verordnung an zu nehmen, bis die
Blutung aufhört und 8 Tage vor Beginn
der Periode wieder anfangen.

—

Stypticin tabl. (0,05) (Originalgläschen)
2mal täglich 2—3 Tabletten, Styptol ebenso.

—

Calcii (ausschreiben!) chlorat. sicc. 1,0
D. tal. plv. No. XII
S. 3mal tgl. 1Pulv. in Oblate mit Wasser zu nehmen.

—

Extract. Gossypii fl. 50,0 oder
Extract. Hamamel. Virgin. fl. 50,0 oder
Extract. Viburn. prunifol. 100,0
D. S. 3mal täglich 1 Esslöffel, die 3 Extrakte
können auch kombiniert werden.

—

Tinct. Opii simpl. 10,0 (5,0)
Extract. Hydrast. canad. fl. ad 50,0 (25,0)
D. S. 3mal täglich 25 Tropfen
(bei Abortus imminens).

Acid. tannic. 200,0
D. S. 1 Esslöffel auf 1 l 50°C heissen Wassers
(1—2mal täglich). Spülapparat mit
Rücklauf erforderlich!

—

Uterusspülungen: möglichst vermeiden! 1 Esslöffel Tinct. Jodi: 1 l heissen Wassers bei weitem Uterus nach Fehlgeburten (unter niedrigem Druck).

—

Bei gutartigen unstillbaren präklimakterischen Blutungen langsame Einspritzung in den Uterus von 1,0 mit Wasser um die Hälfte verdünnten Liqu. ferr. sesquichlorat. mittelst Spritze: Reaspiration der injizierten Flüssigkeit. Tritt eine Kolik ein: Morphiuminjektion (0,01). —

—

Gelatine-Injektionen
1 Tube à 40,0 (Präparat Merck), je 20,0 in den Oberschenkel, bei hämorrhagischer Veranlagung, unstillbaren Blutungen.

—

Gelatine-Klystier:
40 g in ¼ l warmen Wassers mit 5 Tropfen Tinct. Opii. —

Röntgenstrahlen s. daselbst.

—

Bei Karzinomblutung: Tamponade mit trockener Eisenchloridwatte.

—

Sonne! im Schlafzimmer — Spaziergänge —
 Turnen.

—

Viel Schlaf — keine anstrengende geistige Arbeit!

—

Eisenpräparate in Milch!

—

Stahlbad.

—

                 Chlorose

Gewichtsbeobachtung gegen Fettansatz!
Turnen: 1—2 mal wöchentlich Freiübungen —
Zimmergymnastik.

—

Gegen Wallungen:
    Magnes. sulf.
    Natr. bicarb. ana 50,0
        D. S. 3 mal täglich 1 Messerspitze in Wasser
        nach dem Essen.

—

Waschungen mit Lysoformseife.

—

Brausendes Bromsalz (1 Teelöffel: 1 Glas Wasser).

—

Oophorintabletten: 3—4 mal täglich 1 Tablette,
4. Tag aussetzen.   **Climacterium**

—

Cave: Glaskatheter!

———

Milchdiät — wollene Strümpfe tragen lassen — Thermophor.
Nach 7 Uhr abends nicht mehr trinken!

———

Fol. uvae ursi 200,0
 1 Esslöffel auf 1 Tasse Tee.

———

1 Originalfl. Hexamethylentetramin = Urotropin 0,5
 S. täglich 2—3 Tabletten
  (desgl. Hetralin, Cystopurin).

———

Saloltabletten 0,5
 3—4 Tabletten täglich (bis der Urin schwärzlich wird).

———

Acid. camphoric. 1,0—2,0
 D. tal. dos. No. X
 S. abends 1 Pulver in Oblate zu nehmen (auch gegen nächtliches Schwitzen).

———

Cystitis

Blasenspülungen mit 2proz. Borsäurelösung.

———

Blasenspülungen mit Argent. nitric. 0,5 : 1000 bis 2000 (nicht über 200,0 einfüllen!), bei Brennen mit physiologischer Kochsalzlösung nachspülen.

———

Jodoform 10,0
Ol. sesami 200,0
 D. S. 5—10 ccm injizieren
 (besonders bei Tenesmen, Tuberkulose und zur Prüfung auf Residualharn).

———

Sol. Eucain. hydrochlor. 0,2 : 10,0
 D. S. 1 ccm (= 0,02 Eucain) in die leere Blase einzuspritzen. (Gegen Schmerzen nach der Entleerung.)

———

Noninfektion der Hände!

Alle einfachen vaginalen und rektalen Untersuchungen mit Gummifingerlingen!

Verbände mit Instrumenten!

1. Arzt:

Ausgekochte Bürsten! — Nägel mit Seife füllen.

Warmes Wasser (nicht über 42° C) und Seife: 10 Min. bürsten, Nägel (nicht zu kurz schneiden) reinigen.

Schonung des Handrückens und der Beugeseite des Unterarms.

Abreiben mit sterilen Tupfern in Seifenspiritus (2 Min.).

Abspülen der Arme und Bürsten der Hände in 1proz. warmer Lysoformlösung (2—5 Min.).

Gekochte Gummihandschuhe mit Lysoformlösung gefüllt aufbürsten: bei geburtshilflichen Eingriffen, Leibschnitten und septischen oder verdächtigen Berührungen.

Gummihandschuhe: Nach Gebrauch waschen, 2 Min. kochen, abtrocknen, aussen pudern; dann umdrehen, aufpusten, abtrocknen, pudern!

Rauhe Hände mit Lanolin. anhydr. abends einfetten und für die Nacht Zwirnhandschuhe überziehen!

Sublimat (1 : 1000—2000) selten, nach syphilitischen oder septischen Berührungen.

2. Operationsgebiet:

„Haarfeind" (Schwarzlose) oder Rasieren der Haut mit Gillette.

Lysoformwaschung (1proz.).

Seifenspiritus oder Benzin — Trockenreiben mit sterilem Tupfer — Jodtinktur (zur Hälfte mit Alkohol verdünnt) nur auf die Einschnittslinie, besser nur mit Alkohol abreiben.

Desinfektion

Diät: Haferkakao — Heidelbeerwein — Tee
   mit Rotwein.
   Zwieback — Reis mit Zimt — Kartoffelbrei.

   —

   Cave: Schalen — Fasriges — Obst.

   —

Thermophor auf den Leib.

   —

Opiumzäpfchen: Op. pur. 0,03—0,05
   But. Cac. ad 2,0
   M. f. suppos.
   D. tal. suppos. No. VI
   S. 1—2 Zäpfchen in den Darm einführen.

   —

Tannalbin 1,0
 D. tal. dos. No. XX
 S. 2mal täglich 1 Pulver in Oblaten zu nehmen.

   —

Durchfälle

44

Cave: Morphium-Spritze!

Pfefferminztee.

Thermophor.

Salipyrin 1,0
= Pyrazolon phenyldimethyl-salicyl.
D. S. 1 Pulver in Glühwein zu nehmen.

Ebenso Antipyrin 0,5—1,0
(zu verschreiben Pyrazolon dimethylphenyl.)

Ac. acetylosalicyl. (Aspirin)-tabl. 0,5
(2—3 mal.).

Pyramidontabl. (0,3—0,5).

Pyramidon 0,4
Eucain. hydrochl. 0,02
(oder Extract. Hyoscyami 0,04)
But. Cac. ad 2,0
M. f. suppos.
D. tal. suppos. No. VI. S. 1 Zäpfchen nach
Vorschrift in den Mastdarm einführen.

Dysmenorrhoe

Trigemin. 0,5
Extr. Hyoscyami 0,04
But. Cac. ad 2,0
M. f. suppos. D. tal. suppos. No. VI.
S. 1 Zäpfchen eingefettet in den Darm einführen.

Cocain. hydrochlor. 1,0
Vaselin. ad 50,0
 D. S. äusserlich.

Cocain. hydrochlor. 0,03
Acid. boric. 0,3
But. Cac. ad 2,0
 M. f. globulus vagin.
 D. tal. glob. No. VI
 S. 1 Kügelchen vorher in die Scheide einführen.

Dehnung mit eingefettetem Hartgummidilatator.

Dyspareunie

Franzbranntwein.

—

Ameisenspiritus für die Gliedmassen.

—

Linim. oder Ol. Chloroformii (1 Teelöffel auf
Flanellläppchen).

—

Jodvasogen
(abends pinseln und mit Watte bedecken).

—

Bengué-Balsam (zu verschreiben als Menthol-
Balsam).

—

Einreibungen

Morphiumeinspritzung (0,01).

—

Fenster auf! Sauerstoff einatmen (nach 5 Min. pausieren).

—

Eisblase aufs Herz! — Flüsterstimme.

—

Bei Pulslosen Kampfer, Koffein (s. Excitantien).

—

Sehr lange Ruhe!
Nicht pressen beim Stuhl!

—

Embolia pulmonalis

Pilul. aloet. ferratae No. 50
D. S. 2—3 mal täglich 1 Pille.

—

80proz. Alkohol 200,0
1 Esslöffel in 1 l 40° C warmen Wassers. 2 mal täglich spülen.

—

Intrauterine Faradisation! (2 mal wöchentl.).

—

Emmenagoga

Herz und Urin untersuchen.

Mässigkeit, gut kauen! Nicht hungern, nicht dursten!

Strengere Kuren nur unter ärztlicher Beobachtung! nur 6 Tage! Am Sonntag ergänzen, Kost nach Belieben!

Keine Flüssigkeitsentziehung bei Steinbildnern und Gichtischen!

Kombination der „Kuren":

Kleine Portionen — drei Mahlzeiten — Vermeidung stark fetter Speisen (Butter, Schmalz, Oel, Saucen, Fett von Schinken, Gans, Ente, Aal, Lachs, Sardinen).

Ersatz der Butter durch Fruchtmus, Marmelade.

Vermeidung stark süsser Speisen (Zucker, Chokolade, Kuchen, kandierte Früchte, Eis), dafür reichlich Obst, säuerliche Kompotte, saure Milch, Milchzucker. — Sacharin. — Vermeidung von Gewürzen, ausser Zitrone!

Mässig: Mehlspeisen, Brot, Kartoffeln!

3mal wöchentlich nüchtern 1 Glas Bitterwasser!

2mal wöchentlich türkisches Bad (cave: Herzschwäche) oder als Ersatz täglich heisses Armbad, Fussbad (abwechselnd).

Morgens Käse (reichlich).

1—2 Fasttage mit Fisch statt Fleisch.

Magere Suppen: Bouillon, Obstsuppe, Tee mit wenig Milch.

Magere Speisen: Junge Gemüse, Salate, magerer Schinken, kaltes und mageres Fleisch, magerer Fisch.

Milchkuren: Nur bei Bettruhe! ($1^1/_2$—$2^1/_2$ l in 5 Mahlzeiten!)

Getränke nach dem Essen! Kein Alkohol! 3 Zitronen täglich.

2 Stunden täglich laufen.

Thyreoidin ausnahmsweise! (Puls beobachten.)

Entfettung

Erbrechen

Bei Schwangeren:
1. Frühstück im Bette, 3 stündlich kleine Mahlzeiten (kalte Küche).

—

Cer. oxalic. 0,1
Sach. alb. ad 0,5
  M. D. tal. plv. No. XII.
  S. 3 mal täglich 1 Pulver vor dem Essen.

Natr. brom. 0,3—0,5
        (3 mal täglich).

—

Kochsalzeinlauf ($1/2$—1 l Wasser mit $1/2$—1 Teelöffel Kochsalz).

Nach der Narkose und Operationen.
Kein Eis schlucken!

—

12—24 Stunden nichts trinken! Mundspülen. — Mit Tupfer Lippen anfeuchten. — In Zitronenscheibe beissen!

$1/4$ stündlich löffelweise dünner Tee oder lauer Fachinger.

—

1 Tropfen Jodtinktur in 3 Esslöffel Wasser.

—

1 Messerspitze Natron bicarbon. in Wasser.

—

Extr. Belladonn. 0,15
Aqu. amygd. amar. ad 6,0
  M. D. S. 10 Tropfen nach Vorschrift.

Magenspülung.

—

Bauchlage.

—

Erste Getränke: Haferschleim oder
Eiweisswasser = 1 Eiweiss auf 1 Glas Wasser,
  1 Teelöffel Kognak oder Zitronensaft.

Heisse Kompressen — Eau de Cologne — Riech-
fläschchen — Sauerstoffbombe (5 Min., dann
10 Min. Pause). —

Excitantien

Coffein. natriobenz. 2,0
Aqu. destill. 10,0
  M. D. S. 1—2mal täglich 1 Spritze.

—

Digalen-Tabl. (= Digitoxinum crystallis. 0,00025)
innerlich oder als Injektion (1—2mal täglich).

—

Aether sulf. 6,0
Ol. camphor. ad 20,0
  M. D. S. Mehrere Spritzen mit verschiedenen
  Einstichen zu geben.

—

Rp. Tinct. Strophanthi 1,0
    Liqu. Ammon. anis.
    Tinct. Valerian. aeth. ana 10,0
      M. D. S. 20 Tropfen auf Zucker

—

Strophanthin. Ampulle 0,001! intravenös (pro
dosi et die!). —

Infusion: 1 l physiol. Kochsalzlösung
mit 10 Tropfen Adrenalin (subkutan oder
intravenös), auch als Tropfklystier mit 1 Glas
Rotwein.

—

Mastdarminfusion (analeptisches Klystier)
$1/_4$ l Tee, 1 Glas Rotwein, 2 Stück Zucker,
10 Tropfen Tinct. opii
        (2—3mal täglich).

—

Fieber

Kalter Umschlag oder Eisblase auf den Kopf!

—

Zitronenlimonade.

—

Pyramidontabletten.

—

Aspirintabletten. —

Chinin. sulf. 0,5
Butyr. Cac. ad 2,0
  f. suppos. D. tal. supp. No. X
  S. 1—2 Zäpfchen in den Darm einführen.

—

„Septisches Getränk": Täglich 1 Wasserglas
  bestehend aus $1/3$ Kognak, $2/3$ Wasser,
    2 Gelbeiern und Zucker
      (ev. 1 kleine Messerspitze Zimt).

—

Bei herannahendem Schüttelfrost: Wärmflaschen — doppelte Decken — Glühwein, heisser Tee mit Kognak, Kaffee mit Likör und Aspirin 1,0 oder Chininsupp. s. oben!

Sonst Zurückhaltung mit Alkoholicis bei nicht daran Gewöhnten, auch bei Puerperalfieber! Alkohol nur bei Untertemperatur, Schüttelfrost, Schwächezuständen und vor dem Aufstehen in kleinen Mengen!

—

I. Anschaffungen für Mutter und Kind:

2—3 kg steriler Watte (Dührssen-Packung).

2 Gummiunterlagen zu 1,5 m.

2 Holzwollunterlagen (cave: Sublimat!) 80:80 cm **Geburt**
(Entbindung)
2 Holzwollunterlagen 45 : 60 cm (Wochenbett).

1 Büchse sterile Mullkompressen
6 Mullbinden.

2 Handbürsten.

1 Paar Gummihandschuhe No. 3.

Irrigator mit Glaseinsatz (1 roter und 1 schwarzer Schlauch).

Emailstechbecken mit Henkel.

Fieberthermometer.

Badethermometer.

Schnabeltasse.

Lysoform 1 kg.

Seifenspiritus 500 g
(Kresolseifenlösung 100 g, z. Z. für die Hebamme).

1 Fl. Kaliseife.

1 Stück Kinderseife.

Vasenolpuder.

II. Medikamente
(bei Beginn der Geburt zu besorgen):
1. Chloroform 50 g.
2. 1 kl. Fl. Secacornin.
3. Sol. Protargol (0,2) 10,0 (Augentropfen).
4. Chloral. hydrat. 4,0
   Morphin. hydrochlor. 0,04
   Sirup. simpl. ad 60,0
   > M. D. S. 1 Esslöffel in Milch zu nehmen (1—2—3 stündlich) zur Beruhigung bei starken Wehen, für die Nächte, auch bei Wehenschwäche.
5. Liqu. Ammon. anis.
   Tinct. Valer. aeth. ana 10,0
   > M. D. S. 20 Tropfen nach Vorschrift (bei Mattigkeit).

Morphium - Scopolamin - Dämmerschlaf:
nur bei ganz regelrechten Geburten.
Nie vor 5 M. grossem Muttermunde!

Cave: bei vorzeitigem Blasensprung — engem Becken — Frühgeburt — alten Erstgebärenden — abnormer Lage oder irgendwie gefährdeter Frucht.

> Rp. Morphin. hydrochlor. 0,1
> Scopolamin. hydrobrom. 0,0015
> Aqu. destill. ad 10,0
> M. D. S. zu Händen des Arztes

(2te Spritze nach 1 St. frühestens) später nur

> Rp. Scopolamin. hydrobrom. 0,0015
> Aqu. destill. ad 10,0
> M. D. S. zu Händen des Arztes

(nach Bedarf 1 g einspritzen; Bewusstseinsprüfungen).

Alles für Asphyxie bzw. Oligopnoe des Kindes vorbereiten!

Hypophysenpräparate:
  In Ampullen: Pituitrin, Pituglandol. Vaporol
  (doppelt so stark) 0,3—0,7, nicht vor 12 Stunden
  wiederholen!

—

Nur dort, wo kein Geburtshindernis vorhanden
  und **leicht** entbunden werden kann!

—

Cave: räumliches Missverhältnis!

—

Versuchsweise zur Einleitung der Geburt bei
  Uebertragen! —

Bei Atonia post partum!

—

Diät: Kein Alkokol, keine Gewürze — Mässig Getränke, Milch bevorzugen! — Täglich Stuhl!

—

Im akuten Stadium keine Harnröhreneinspritzungen! Ruhe, Umschläge mit essigsaurer Tonerde (2 Esslöffel auf $^1/_2$ l laues Wasser). Pat. muss nach jeder Berührung sich die Hände waschen!

Gonorrhoe

—

Einspritzung in die Harnröhre Protargol oder Argonin. 2—5 proz.

—

Jodoform 0,25
Butyr. Cacao ad 2,0
  M. f. suppos. D. tal. supp. No. X
  S. Abends 1 Stäbchen in die Scheide einführen! (nur klinisch!)

—

Balsam copaiv.
Extract. cubebar. ana 0,6
  D. ad caps. No. XL
  S. 3 mal täglich 1 Kapsel während der Mahlzeit schlucken; am 4. Tag aussetzen.

—

Capsul. c. Ol. Santal. ostind. oder
Gonosan Originalkapseln 0,3 (30 Stück) zu verordnen 3—4 mal täglich 1—2 Kapseln während der Mahlzeit schlucken, am 4. Tag aussetzen.

—

Zinc. sulf. 200,0
  D. S. 2 Teelöffel auf 1 l lauwarmes Wasser zur Spülung.

—

Für kleine Kinder:
Balsam copaiv. 2,0
Gummi arab. q. s. ut. f. Emulsio
Sir. simpl. 20,0
Aqu. dest. ad 200,0
M. D. S. 3mal täglich 1 Esslöffel; am 4. Tag aussetzen.

—

Abwaschungen mit Zinc. sulf.- (1 Teelöffel: 1 l) oder essigsaurer Tonerdelösung (1 Esslöffel: 1 l).

—

Bei spitzen Kondylomen:
Summitat. Sabin.
Alum. ust. ana 10,0
D. S. Aeusserlich.

—

Ungt. Sabinae 40,0
D. S. Aeusserlich.

—

Vereisen mit Aethylchlorid.

—

Abtragen mit Schere oder Kurette, Nachtupfen mit 5proz. Argent. nitr.-Lösung.

—

Bei Kinderblenorrhoe Protargollösung mit dünner Uterusspritze 1 g in die Scheide.

—

S. Pinselungen und Tampons.

—

Gonovaccin (Wright) s. beigegebene Vorschriften. Diagnostisch und bei chronischen Fällen! Oertliche, Herd- und Allgemeinreaktion beachten. Mit 0,2 ccm Einspritzung in den Oberschenkel beginnen!

—

Haarausfall: 1—2mal wöchentlich Waschung mit Seifenspiritus oder
>
> Resorcin 15,0
> Spirit. odor. 75,0
> Spirit. dilut. ad 500,0
>
> M. D. S. Haarwasser (1—2mal wöchentl.).

> Rp. Bals. peruv.
> Extract. Chin.
> Tinct. Canthar.
> Succ. Citr. ana 2,0
> Ol. amygd.
> Ol. rosar. aeth. ana gtt. II
> Medull. bovin.
> Lanolin. ana ad 50,0
>
> M. D. S. Haarpomade.

Haarausfall, Hautpflege u. Operationen

Hautpflege: Im Bett täglich Abwaschung mit Franzbranntwein. — Rücken und Falten mit Talcum pudern!

Bei Abgemagerten, Aelteren prophylaktisch Zinkpflaster auf das Kreuz, Trochanteren usw.

Unreine Haut, Acne: Lysoformseife.

Rauhe, rote Gesichtshaut: Schleier fort! — Nicht waschen, dafür weich abreiben mit Ol. amygdal. dulc. (40,0). — Nachts mit Lanolin salben, Puder.

Furunkulose: Cave: Inzision! Cave: Alkoholumschlag! — Rasieren, Breiumschläge, Sauger. Kleiebäder.

Hefe (Lävurinose) (3mal täglich 1 Teelöffel in Flüssigkeit zu trinken).

Citrate of Magnesia (Bishop): 3mal täglich 1 Teelöffel in Wasser nach dem Essen.

Per Rectum untersuchen!

—

Diät: Verboten: Schweres Brot — Schalengemüse — Kohl — Faseriges Fleisch.

—

Cave: Ol. Ricini. —

Täglich Stuhl — danach kurzes kühles Sitzbad! — weiches Klosetpapier oder Watte! — dann Salbe! —

Einfetten mit Ungt. Hamamelis (Hazelinecream) 40,0. — **Hämorrhoiden**

Anusolzäpfchen zu verschreiben als: Suppos. haemorrhoid. —

Zum Abführen: Pulv. haemorrhoid. F. M. B. dos. 1 D. S. 3mal täglich 1 gestrichenen Teelöffel.

—

Sagradabarbertabletten.

—

Kalter Umschlag — Eisblase — 1 Glas kaltes Wasser!

—

    Rp. (Tinct. Strophant. 1,0)
        Tinct. Valer. aeth.
        Aqu. amygdal. amar. ana ad 15,0
M. D. S. 15 Tropfen nach Bedarf.

—

Bei irregulärem Pulse ohne Vitium auf Dickdarmkatarrh achten! Cave: Vegetarische Kost.

—

Bei Blutandrang: Aderlass 200 g (linker Ellenbogen).

—

S. auch Excitantien.

—

Herzklopfen

Vulva und Schenkelfalten mit Lanolin einsalben!

1. Ohne Fistel: Cave: Erkältung!
Leinenbinde tragen. — Hustenmittel!
Am Tage wenig trinken — Abends reichlicher. — Plattenpessar.

—

    Extr. Strychni 0,025
    Butyr. Cac. ad 2,0
    f. suppos. D. tal. supp. No. X
    S. Morgens 1 Zäpfchen einführen.

—

2. Bei Fistel: Urinal.
Tags trinken, abends nach 7 nichts mehr trinken! Leichte Schlafmittel!

—

Salol, Urotropin usw.   **Incontinentia urinae**

Kopfschmerzen (Migräne)

Obstipation beseitigen!

Kopforgane untersuchen! — Urin! — Sexuelle Anamnese (Co. interruptus!)

—

Bei Anämischen Thermophor auf den Kopf!

—

Bei Migräne: Dunkles Zimmer — Ruhe.

—

Starker Kaffee! ($1/2$ Tasse.)

—

Pyramidon 0,3—0,5, Migränin (= Antipyrin mit Koffein) 0,5—1,0.

—

Bei Erbrechen:
  Pyramidon 0,3
  Coffein. natriobenz. 0,1
  But. Cac. ad 2,0
  f. supp. D. tal. supp. No. VI
  S. 1—2 Zäpfchen in den Darm einführen.

—

Trigemin 0,5 (bei Kopfschmerzen nach lumbaler Anästhesie), mit Aspirin und Pyramidon abwechselnd.

—

Sexuelle Anamnese! (Coit. interruptus? anticoncept. Apparate?)

—

Urin untersuchen! Auf Nierenbeckenentzündung, Nierentuberkulose, Nierensteine achten! —

Pat. nicht aus Beobachtung lassen! Wirbelsäule abklopfen! Okkulte Abszesse!

—

Mit Crêpebinden wickeln (Wöchnerinnenverband).

—

Katzenfell tragen! —

Bensonpflaster
= Empl. oxycroceum oder Empl. capsici.

—

Einreibung mit Chloroformöl, Franzbranntwein.

—

Rp. Pyrazolon. phenyldimethyl. 0,5
    Eucain. hydrochl. 0,02
      M. f. suppos.
      D. tal. supp. No. X
      S. 1—2mal täglich ein Zäpfchen in den Darm einführen.

Kreuzschmerzen

—

Vibrationsmassage.

—

1. fehlende: 40° C warme Scheidenspülungen mit 1 Esslöffel Spirit. vin. (80 proz.).

    —

    1 Glas Wein ante cohab.!

    —

    Yohimbintabletten (2—3mal täglich).

    Positionswechsel.

    —

2. gesteigerte: Kühle Waschungen — Sport — frühes Abendbrot — kein Federbett.

    Rp. Glandul. Lupuli
       Extr. Lupuli ana 2,0
       Camphor. 0,2
         Mass. pil. q. s. ut. f. pil. No. XX
           1—2 Pillen mit kaltem Wasser zu nehmen.

    —

Libido sexual.

Lange schlafen! — Nach Tisch schlafen.

—

5 Mahlzeiten: 1. Frühstück im Bett!
Viel Fett, viel Süsses! Kuchen, Mehlspeisen!
2 mal täglich Suppen! Täglich 1 l Milch in
4 Gläsern. Das letzte Glas vor dem Zubette-
gehen! oder $1/4$ l Sahne.
Während des Essens trinken!

—

Vor- und Nachmittag Bewegung im Freien!

—

Zum Abendbrot ein Glas Bier!

—

„Nährpräparate" nur in Milch.

—

Mastkur

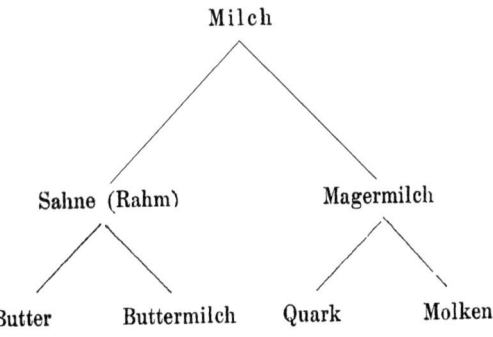

Milch: Bei Abneigung Verabreichung
1. ungekocht,
2. mit Kalkwasser (1 Teelöffel: 1 Tasse),
3. mit Kognak (1 Teelöffel),
4. mit etwas Tee oder Kaffee.

—

Milch

Seide: 1 Stunde in 3—5 proz. Karbollösung kochen und darin aufbewahren.

—

Silkworm: 1 Stunde in Sodalösung kochen. Aufbewahrung in Sublimatalkohol (= Katgutlösung II).

—

Katgut (Sublimatkatgut): Die auf sterile Glasspulen aufgewickelten rohen Fäden:
1. 24 Stunden in Aether entfetten.
2. 10 Minuten härten in Chromsäurelösung (0,2 : 1000,0).
3. 24 Stunden in Lösung I:
Hydrarg. bichlor. corros. 5,0
Alkohol (75 proz.) ad 500,0.
4. 4 Wochen in Lösung II bis zum Gebrauch
Hydrarg. bichlor. corros. 0,5
Glycerin. 50,0
Alkohol (75 proz.) ad 500,0.

—

Für die Praxis auch Alkoholkatgut, Kumolkatgut, Jodkatgut fertig hergestellt.

—

**Naht-
materialien**

Herz — Urin untersuchen! Zähne!

Am Abend vor der Operation:

Codeïn. phosph. 0,03
Bismut. subnitr. 0,5
D. tal. dos. No. VI. D. S. Abends 2—3 Pulver (wenn nötig noch 1 Adalintablette).

Morph. mur. 0,1
Scopolam. hydrobrom. 0,003
Aqu. dest. ad 10,0
D. S. zur Einspritzung (nur frische Lösungen).
1. Pravaz-Spritze à 1,0 2 St. vor der Operation:
= 0,01 Morph. }
0,0003 Scopol. }
2. Pravaz-Spritze à 1,0 1 St. vor der Operation: die gleiche Dosis.
also im ganzen: 0,02 Morph. }
0,0006 Scopol. }

Chloroform und Aether auf Eis bewahren. — Gesicht mit Vaselin einfetten!

Sauerstoffbombe stets vorrätig halten.

Zu Injektionen ins Rückenmark Stovain 0,04—0,06 oder Novocain 0,1. — Spritze mit Kochsalzlösung durchspülen! — Rückenhaut desinfizieren: Seifenspiritus oder Benzin, trockener Tupfer, Alkohol. absol.

Stich mit Zinkpflaster verkleben.

Abbiegung des Kopfes mit Kissen! Langsame Hochlagerung des Gesässes (für 5 Min.) nicht über 20°.

Nach der Operation: Bettlage mit erhöhtem Kopf.

Narkose
Operation

Lokalanästhesie (örtliche Schmerzbetäubung) (nach Braun)

1 Tabl. A. (Höchster Farbw.) = Novocain 0,125, Suprarenin. boric. 0,000125 auflösen in angesäuerter Kochsalzlösung, 2—5 ccm in sterilem Reagensglas oder Kölbchen,

    Natr. chlor. 9,0
    Aqu. dest. ad 1000,0
    Acid. hydrochl. dil. gtt. III.,

dann auffüllen mit steriler 0,9 proz. Kochsalzlösung (ohne Salzsäurezusatz) bis auf 25 ccm (=0,125 Novocain: 25 oder $^{1}/_{2}$ pCt.), nach Bedarf
2 Tabletten = 1 pCt.
oder 4 Tabletten = 2 pCt.

—

Von der $^{1}/_{2}$ proz. Lösung dürfen bis 200 g = 1,0 Novocain in die Gewebe injiziert werden. Lösung immer frisch verwenden.

Für Sterilisieren der Spritze und des Reagensglases darf nur sterile Kochsalzlösung verwendet werden. Soda zerstört Novocain.

—

Pflaster: Nur Zinkoxydpflaster!
Cave: Bauch-Heftpflasterverbände!

—

Pinselung (Uterus)

Cave: Akute Katarrhe!

—

Tinct. Jodi mit Playfairstab
  2 mal wöchentlich.   }   auch zum
      —   Aufgiessen bei
10—20 proz. Chlorzink   Erosionen.
  1 mal wöchentlich.

—

Liqu. ferr. sesquichlorati (50 proz.)
  (bei unstillbaren „idiopathischen" Blutungen).

—

Pruritus

Urin untersuchen! Ev. antidiabetische Kost! Auf Oxyuris achten! Cave: Antipyrin — Migränin!

—

Schlafmittel (Trional 1,0, Chloral 1—2 g u. dgl.) sind nötig!

—

Wasserkühlung als schädlich zu verbieten!

—

Zu Hause Waschung mit Karbolseife oder Teerseife 1 mal täglich, dann Puder oder Salbe.

Menthol 0,3 (— 0,75)
Cocain. hydrochlor. 0,5 (— 1,0)
Salol
Ol. olivar. ana 2,0
Lanolin ad 40,0
   M. f. ungt. D. S. zum Salben für die Nacht.

—

oder: Lanolin. anhydric. 200,0.

—

oder: Anaesthesin 10,0
     Resorbin ad 100,0
   M. f. ungt. zum Gebrauch bei Jucken.

Camph. trit. 0,5
Zinc. oxyd. 2,5
Talc. venet. ad 50,0
   D. S. Zum Pudern bei Tage.

—

In der Sprechstunde „Haarfeind", falls keine Exkoriationen! Kleine Labien vorher mit Vaselin! Abreiben mit 1 promill. Sublimatlösung (2 mal wöchentlich), Salbe oder Puder.

Juckstellen betupfen
   mit Argent. nitr. 5 proz. (Wäsche!)
   oder Chloroform
   oder Acid. carbolic. liquef. (nicht bei Diabetes).

—

Mesotan 10,0
Ol. oliv. 50,0
   M. D. S. zum Pinseln in der Sprechstunde (1—2 mal wöchentlich).

Vorschriften für Frauen, die einen Ring tragen.

Ring

1. Die Patientin hat sich alle 4 Wochen, gewöhnlich nach Beendigung der Regel vorzustellen, damit der Ring gereinigt werde.
2. Die Patientin hat sich sofort vorzustellen:
    a) wenn der Ring drückt,
    b) wenn das Wasserlassen oder der Stuhlgang erschwert ist,
    c) wenn der Ausfluss reichlicher oder blutig oder stärker riechend wird,
    d) wenn der Ring herausgeglitten ist.
3. Wurde der Ring in der Zeit der Schwangerschaft oder mit Zuhilfenahme der Narkose eingelegt, so hat sich die Patientin am Tage darauf noch einmal vorzustellen.
4. Der Ring darf nur von einem Arzte herausgenommen und wieder eingelegt werden.
5. Wenn es nicht ausdrücklich anders bestimmt wird, hat die Patientin täglich 1—2 Scheidenausspülungen mit reinem lauwarmen Wasser zu machen.

    Auch während der Regel dürfen diese Ausspülungen gemacht werden.
6. Zu vermeiden sind alle schweren Arbeiten, Heben von Körben, langes Stehen und anhaltendes Maschinennähen.
7. Alle 2 Stunden soll Wasser gelassen und täglich mindestens einmal für Stuhlgang gesorgt werden.
8. Ist eine Patientin, die früher einen Ring getragen hat, in die Wochen gekommen, so hat sie sich möglichst bald nach dem Aufstehen vorzustellen, damit das Fortbestehen der Knickung verhütet werde.
9. Bei einfacher Knickung muss der Ring mindestens 1 Jahr getragen werden.

Ferrumpräparate, z. B. Pilul. Blaudii (3mal täglich 2 Stück).

—

Ferrum oxydat. saccharat. 200,0
3mal täglich 1 Messerspitze in Milch zu nehmen.

—

Liqu. ferr. album. 300,0 **Roborantia**
3mal täglich 1 Esslöffel in Milch $1/2$ Stunde nach dem Essen.

—

Arsentriferrintabletten (3mal täglich 1 Tabl.).

—

Pilul. ferr. arsenicos. F. M. B. Dos. I
3mal täglich 2 Pillen.

—

Levico-Wasser (schwach und stark).

—

Sol. Fowleri (= Liqu. kalii arsenicos.) 10,0
1—2mal täglich 2—9 Tropfen (auf- und absteigend jeden dritten Tag um 1 Tropfen) nach dem Essen.

—

„Arsenik" einspritzen: Natr. cacodylic. in Ampullen bei schweren Anämien.

—

Fellows Syrup (3mal täglich 1 Teelöffel in Getränk).

—

Vials tonischer Wein.

—

Röntgenbehandlung.

Haftpflichtversicherung! — Ausgebildetes Personal.

—

Myome: Sichere, ständig kontrollierte Diagnose.
Kontraindikationen:
1. Submuköse — fiebernde — puerperale — unklare — schmerzhafte Tumoren.
   Kolossaltumoren!
2. Neigung zu Darmkatarrh.

Röntgenbehdl.

—

Gesichtsblende! 3 mm Aluminiumfilter — nach 6 Sitzungen Pause von 2—3 Wochen.

—

Aufnahmen:
Am Tage zuvor Ol. Ricini. Abends Suppe. Morgens bei leerem Magen!

—

Blase: Ureter — Nierenbecken: zur Füllung 1 proz. Collargollösung.

—

Magen: 50 g Bismuth. carbon. mit 400 g Gries- oder Kartoffelbrei.
Nach der Aufnahme Abführen mit Ol. Ricin.

—

Dickdarm: Wismuthklystier.
50 g Bismuth. carbon. mit 750 g Haferschleim.
Nach der Aufnahme Wasserklystier.

—

Abends kurzes, heisses Fussbad — Watte mit
Vaselin in die Ohren.

—

Packung: Gegen Abend lauwarmes, feuchtes
Laken, Gummituch, wollene Decken, $1/2$ Stunde.

—

Abends verlängertes Bad, $1/2$ Stunde, 35° C.

—

Baldriantee (kalt).

Tabl. Bromural (0,5)
  Abends 2 Tabletten.   **Schlafmittel**

Adalintabletten (0,5)
  1—2 in warmem Wasser zu nehmen.

—

Chloralhydrat. 2,0 in 50 g Haferschleim oder
Wasser per Klysma (s. auch Geburt).

—

Trional 1,0
  D. tal. dos. No. IV
  S. 1—2 Pulver um 7—$7^{1}/_{2}$ Uhr abends in
    warmem Wasser zu nehmen.

—

Medinal, Neuronaltabletten à 0,5 (je 1).

—

Suggestivum:
  Natr. chlor.
  Sacch. lact. ana 0,3
  D. tal. plv. No. VI
  S. „Pariser Pulver".

—

Morphium nur 1. postoperativ, 2. gelegentlich
bei plötzlichen Schmerzanfällen, 3. bei Schmerzen
Unheilbarer.

—

Tinct. Valeriana aeth. 30,0
1 Teelöffel in Wasser. Valofin, ebenso.

—

Sedobroltabletten mit heissem Wasser als Bouillon.

—

Extract. Belladonnae 0,02—0,03
Butyr. Cacao ad 2,0
M. f. supp. D. tal. supp. No. VI
S. 1—2 mal täglich 1 Zäpfchen.

—

Extract. Opii 0,05 (—0,1)
Butyr. Cacao ad 2,0
M. f. supp. D. tal. supp. No. VI
S. 2 mal täglich 1 Zäpfchen
  (bei drohendem Abort).

Schmerzstillende und Beruhigungsmittel

Morph. hydrochlor. 0,1
Aqu. amygd. amar. ad 20,0
M. D. S. 10—20 Tropfen nach Vorschrift zu nehmen.

—

Morph. muriat. 0,2
Aqu. destill. ad 10,0
M. D. S. Zu Händen des Arztes zur Einspritzung (1 Spritze = 0,02) oder Ampullen.

—

Morph. hydrochlor. 0,1—0,2
Coffein. hydrochlor. 3,0
Aqu. destill. 10,0
M. D. S. zu Händen des Arztes (bei Herzschwäche, post operationem).

—

Trivalin in Ampullen = Morphin-Coffein-Cocain-Isovalerianat 1 g injizieren
  (bei Idiosynkrasie gegen Morphium).

—

Cocain. hydrochlor. 0,01—0,02
Butyr. Cacao ad 2,0
  M. f. supp. D. tal. supp. No. VI
  S. 1 Zäpfchen nach Vorschrift einführen.

—

Pantopon (1 g rein = 5 g Opium)
Originallösung (= 2 pCt. Pantopon)
  10—20 Tropfen oder in Ampullen à 0,02 zur Injektion.

—

S. auch Abort, Erbrechen, Entfettung, Varicen. —

Schonung um die Zeit des ausbleibenden Unwohlseins (3 mal). —

Reisen erlaubt! Opiumzäpfchen (0,05) mitgeben! —

Reisen verboten, wo Aborte vorausgegangen oder Albuminurie besteht! —

2 mal wöchentlich baden (34° C 10—15 Min.). Täglich Stuhl!
Körperliche Tätigkeit bis zur Geburt! Leibbinde! Brusthalter! —

Entziehungsdiät: s. Entfettung, in den letzten 3 Monaten, bei alten Primiparen, grossen Früchten, engem Becken! **Schwangerschaft**

—

Zum Schwitzen:

2—3 Tassen heissen Lindenblütentee — doppelte Decken — Aspirintablette.

—

Gegen Nachtschweiss: Abends Abwaschen mit Lysoformseife oder L.-Wasser.

—

Acid. camphor 1,0—2,0 in Oblaten.

—

Agaricin
Pulv. Dower. ana 0,5
Mass. pil. q. s. ut. f. pil. No. L.
S. Abends 1—2 Pillen zu nehmen.

—

Schwitzen

3—4mal wöchentlich! Abends, 35°C, 15 Min., gut zugedeckt.

—

Kreuznacher Mutterlauge ($^1/_2$ l) oder
Stassfurter Salz (0,5—1 kg) auf ein Sitzbad.

—

Eichenrinde 2 kg
2 Hände voll auf 2 l Wasser, einkochen auf 1 l, Zusatz zum Sitzbad bei puerperalen Dämmen, nach Plastiken usw.

—

Sitzbäder

Steissbeinschmerz:

Per Rectum untersuchen! Luftkissen!

Veratrin 0,2
(Chloroform 5,0)
Ol. olivar. ad 50,0
  M. D. S. Aeusserlich.

Pyrazolon. dimethylphenyl. 0,5
Eucain. hydrochl. 0,02
Butyr. Cac. ad 2,0
  M. f. supp. D. tal. supp. No. X
  S. 1 Zäpfchen in den Darm einführen.

Steissbein-Resektion nur bei Frakturen.

Steissbein

Acid. hydrochlor. dilut. 10,0
D. S. 3mal täglich 10 Tropfen in Wasser vor
dem Essen.

—

Salzsäure-Pepsinperlen.

—

Mixt. pepsin. F. M. B. dos. I
D. S. 2stündlich 1 Esslöffel.

—

Mixt. acid. hydrochl. F. M. B. dos. I
D. S. 2stündlich 1 Esslöffel.

—

Tinct. stomach. F. M. B. dos. I
D. S. 3mal täglich 20—30 Tropfen.

—

Decoct. Chinae F. M. B. dos. 1
D. S. 2stündlich 1 Esslöffel.

—

Decoct. Condurango F. M. B. dos. I
D. S. 3mal täglich 1 Esslöffel.

—

Kondurangowein, Chinawein, Pepsinwein.

—

Stomachica

Bei Sodbrennen („Säure"):
Natron bicarbon.: 1 Messerspitze in Wasser oder
Sodaminttabletten (1 Tabl. nach dem Essen)
oder Aqu. amygd. amar. 10,0
D. S. 10 Tropfen in 1 Teelöffel Wasser.

—

Die Tampons werden 2mal wöchentlich vom Arzte eingelegt und bleiben 24—48 Stunden liegen.

—

Jod. pur. 0,5
Kal. jodat. 10,0
Glycerin. ad 200,0
 D. S. zu Tampons.

—

Zinc. sulf. (oder Acid. boric.) 10,0
Glycerin. ad 200,0
 D. S. zu Tampons.

—

Jodoform 10,0
Glycerin. ad 200,0
 D. S. zu Tampons (nicht ambulant!).

—

1 Esslöffel pulv. Borsäure im Spiegel einschütten, trockenen Tampon davorlegen.

—

Ester-Dermasankugeln: die Patientin kann selbst — 3mal wöchentlich — 1 Kugel Abends in die Scheide einlegen, früh mit lauem Wasser ausspülen.

—

Tamponbehdlg.

Keine alkoholischen Getränke!

—

Unterschenkel Abends warm waschen und pudern. Morgens kühl waschen.

—

Wickeln mit Crêpebinden. — Gummistrümpfe (bei Oberschenkel-Varicen sehr hoch!)

—

Laufen und Bewegung (Nähmaschine) gestattet! — Gebirge besser als im Seesand laufen!

—

Langes Stehen und Heben verboten!

—

Auf oberflächliche Aederchen kleine Zinkpflaster!

—

Bei Schmerzen, Entzündungen oder Pfröpfen liegen! Hochlagern des Beines! Laken mit essigsaurer Tonerde (2 Esslöffel auf $1/2$ l Wasser), Gummituch, wollenes Tuch, Volkmannsche Schiene bis zum Verschwinden der Schmerzen!

—

Zinkleim-Dauerverband!

—

An der Vulva: Leinenbinde tragen wie bei der Menstruation!

—

Varicen

Akute Anfälle auf Darmkarzinom verdächtig! Rektale Untersuchung! — Koprolithen ausräumen!

—

Möglichst Entziehung der Abführmittel und Diät.

—

Abführmittel bei Schwellungen oder Entzündungen im Becken notwendig!

—

Bei Hämorrhoiden cave Ricinus!

—

Massage nur, falls keine Entzündung (Adnexe, Blinddarm) früher dagewesen ist.

—

Regelmässige Einhaltung der Stuhlzeit! — Viel Flüssigkeit (Himbeerwasser, saure Milch). Siehe Abführmittel.

—

Verstopfung

Abspülungen mit Seifenwasser — schwaches Lysoform (½ proz.).
1. Tag: Rückenlage, Bewegen der Beine.
2. Tag: Leibwickeln — Seitenlage.
3. und 4. Tag: 1. Stuhl (bei Dammnaht keine Klystiere!)

—

In der Klinik 2 Tage vor der Entlassung aufstehen lassen!
Möglichst in der Praxis erst nach dem zehnten Tage aufstehen!
Untersuchen bei Entlassung!

—

Wochenbett

Alkoholwaschungen in der Schwangerschaft zu widerraten! — Brusthalter!

—

Vor dem Anlegen Abwischen mit abgekochtem kühlen Wasser, nachher kein Wasser, sondern Trocknen und Byrolinkränzchen oder Salbenläppchen mit 10proz. Bals. peruv.-Salbe.

—

Für Salbenläppchen:
 Rp. Balsam peruv.
  Ol. oliv. ana 5,0
  Lanolin ad 50,0.

—

Balsam. peruv. 1,5
Gumm. arab. 3,0
Ol. amygd. dulc. 10,0
Aqu. rosar. ad 40,0
 M. f. emuls.
 D. S. zum Pinseln der Warzen.
  Dazu ein Pinsel für 5 Pfennig.

—

Bei I paren Saughütchen nach Gebrauch auswaschen, jedesmal kochen und trocken aufbewahren!

Bei praller Füllung der Brust Vaselin, dünne Watte, Hochbinden!

Bei Entzündungen, Temperatur: Cave: Absaugen, Stauen!

Umschlag mit verdünnt. essigs. Tonerde, Pergamentpapier, Watte! Chirurgisch Hochbinden! darüber Eisblase! — Essigsaure Tonerde durch Aufträufeln von oben her, Abends erneuern! — Verband nach 24—48 Stunden wechseln. — Frühestens nach 6—8 Tagen wieder anlegen!

Bei Operation der vereiterten Brust genügend Gegeninzisionen! Cave: erneutes Hineinstopfen!

Wunde Brustwarzen

Wasserstoffsuperoxyd (ebenso Perhydrol) mit 10facher Wassermenge verdünnen, zur Ablösung von Verbandstoffen!

—

Wundränder, Pflastermassen mit Benzin abwischen, Zinksalbe auf die Umgebung.

—

Vinum camphoratum bei Granulationen.

—

½proz. Lysoform, 2—3proz. Borsäure, 3proz. essigsaure Tonerde zu Abspülungen.

—

>   Rp. Bismuth. subgall.
>   Acid. boric. ana ad 50,0
>   M. D. S. Wundpulver.

—

Bei Intertrigo Lenicetpuder, Vasenolpuder.

—

Die Maximaldosen der Arzneimittel für Erwachsene (über 15 Jahre alt).

Die mit ** versehenen Mittel sind bei Kindern ganz, die mit * versehenen bei kleinen bis zu 8 Jahren, zu vermeiden.

	pro dosi	die
Acetanilidum*	0,5	1,5
Acidum arsenicosum**	0,005	0,015
Acidum carbolicum**	0,1	0,3
Acid. diaethylbarbituric. (Veronal)	0,75	1,5
Aethylmorph. hydr.	0,03	0,1
Agaricinum**	0,1	—
Amylenum hydratum**	4,0	8,0
Antipyrin	2,0	4,0
Apomorph. hydrochl.	0,02	0,06
Aqua Amygdal. amar.	2,0	6,0
Argentum nitricum	0,03	0,1
Arsacetin	0,2	—
Atoxyl	0,2	—
Atropinum sulfuricum*	0,001	0,003
Bromoformium	0,5	1,5
Cantharides	0,05	0,15
Chloralum formamid.	4,0	8,0
Chloralum hydratum	3,0	6,0
Chloroformium	0,5	1,5
Cocaïnum hydrochl.	0,05	0,15
Codeïnum phosphor.**	0,1	0,3
Coffeïnum*	0,5	1,5
Coffeïnum-natr. salic.	1,0	3,0
Cuprum sulfuricum	1,0	1,0
Diacethylmorph. hydr.	0,005	0,015
Dionin	0,03	0,1
Diuretin	1,0	6,0
Duotal	1,0	3,0
Extractum Belladonnae**	0,05	0,15
Extract. Colocynthidis**	0,05	0,15
Extract. Filicis	10,0	10,0
Extract. Hyoscyami*	0,1	0,3
Extractum Opii	0,1	0,3
Extractum Strychni**	0,05	0,1

	pro dosi	pro die
Folia Belladonnae**	0,2	0,6
Folia Digitalis	0,2	1,0
Folia Hyoscyami	0,4	1,2
Folia Stramonii**	0,2	0,6
Fruct. Colocynthidis**	0,3	1,0
Guajacolum carbon.	1,0	3,0
Gutti**	0,3	1,0
Herba Lobeliae	0,1	0,3
Heroinum hydrochl.	0,005	0,015
Hexamethylentetramin (Urotropin)	1,0	3,0
Homatrop. hydrobrom.	0,001	0,003
Hydrargyr. bichlorat.**	0,02	0,06
Hydrargyr. bijodat.**	0,02	0,06
Hydrargyr. cyanat.**	0,01	0,03
Hydrargyr. oxydat.**	0,02	0,06
Hydrargyr. oxydat. via humida parat.**	0,02	0,06
Hydrargyr. salicylic.	0,02	—
Hydrastininum hydrochl.	0,03	0,1
Jodoformium**	0,2	0,6
Jodum	0,02	0,06
Kreosotum	0,5	1,5
Lactophenin	0,5	3,0
Lactylphenetidinum	0,5	3,0
Liq. Kalii arsenicosi	0,5	1,5
Methylsulfonalum (Trional)	2,0	4,0
Morph. hydrochlor.	0,03	0,1
Natrium acetylarsan.	0,2	—
Natrium nitrosum	0,3	1,0
Natrium arsanilicum	0,2	—
Ol. Crotonis**	0,05	0,15
Opium pulverat.	0,15	0,5
Paraldehyd**	5,0	10,0
Phenacetinum**	1,0	3,0
Phosphorus	0,001	0,003
Physostigmin. salicyl.**	0,001	0,003
Pilocarpin. hydrochl.	0,02	0,04
Plumbum aceticum*	0,1	0,3
Podophyllinum	0,1	0,3
Pulv. Ipecac. opiatus	1,5	5,0

	pro dosi	pro die
Pyramidon	0,5	1,5
Pyrazolon. dimethylaminophenyl-dimet.	0,5	1,5
Pyrazolon. phenyldim. (Antipyrin)	2,0	4,0
Pyrazolon. phenyldimeth. salicyl.	2,0	6,0
Salipyrin	2,0	6,0
Santonin	0,1	0,3
Scopolam. hydrobrom.**	0,0005	0,0015
Semen Strychni**	0,1	0,2
Strychnin. nitricum**	0,005	0,01
Sulfonalum**	2,0	4,0
Supraren. hydrochlor.	0,001	—
Tartarus stibiatus**	0,1	0,3
Theobromin-natrium-salicylicum	1,0	6,0
Theocin	0,5	1,5
Theophyllin	0,5	1,5
Tinctura Aconiti**	0,5	1,5
Tinctura Cantharidum**	0,5	1,5
Tinctura Colchici	2,0	6,0
Tinctura Colocynthidis**	1,0	3,0
Tinctura Digitalis	1,5	5,0
Tinctura Jodi**	0,2	0,6
Tinctura Lobeliae**	1,0	3,0
Tinctura Opii crocata**	1,5	5,0
Tinctura Opii simplex	1,5	5,0
Tinctura Strophanthi**	0,5	1,5
Tinctura Strychni	1,0	2,0
Trional	2,0	4,0
Tubera Aconiti	0,1	0,3
Urotropin	1,0	3,0
Veratrinum**	0,002	0,005
Veronal	0,75	1,5
Zincum sulfuricum**	1,0	1,0

Zu verordnen statt:

Antipyrin = Pyrazolonum phenyldimethylicum
Anusolzäpfchen = Supposit. haemorrhoid.
Aspirin = Acidum acetylosalicylicum
Bengués schmerzstillender Balsam
           = Menthol-Balsam
Benson-Pflaster = Empl. Capsici
Collargolum = Argentum colloidale
Dermatol = Bismutum subgallicum
Dionin = Aethylmorphinum hydrochloricum
Diuretin = Theobromino-natrium salicylicum
Fellow-Sirup = Eggers Hypophosphit-Sirup
Gonosan = Caps. Ol. Sant. cum Resina Kawae-Kawae.
Migraenin = Tablettae antipyreticae compositae
Protargol = Argentum proteïnicum
Salipyrin = Pyrazol. phenyldimeth. salicylicum
Salol = Phenylum salicylicum
Trional = Methylsulfonalum
Urotropin = Hexamethylentetraminum
Veronal = Acidum diaethylbarbituricum
Veronal-Natr. (Medinal) = Natrium diaethylbarbit.

—

Für **Kinder** (unter 15 Jahren) beträgt die Dosis ungefähr

 bis 1 Jahr $1/25 - 1/20$
 „ 2 „ $1/20 - 1/15$
 „ 4 „ $1/10$
 „ 7 „ $1/5$
 „ 10 „ $1/4$
 „ 14 „ $1/2$ der Gabe für Erwachsene.

Berliner Magistralformeln (F. M. B.),
abgekürzte Verordnungen.

Decoctum Chinae.
    Decoct. Cort. Chin. 10,0 : 170,0
    Acid. hydrochlor. diluti 2,0
    Sirup. simpl. ad 200,0
        M. D. S. 2 stündlich 1 Esslöffel.

Decoctum Condurango.
    Decoct. Cort. Condurango 15,0 : 180,0
    Acid. hydrochl. diluti 1,0
    Sirup. simpl. ad 200,0
        M. D. S. 3 mal täglich 1 Esslöffel.

Linimentum Chloroformii.
    Chloroform. 20,0
    Linim. ammon. F. M. B. 80,0
        M. D. S. Aeusserlich.

Liquor pectoralis.
    Liqu. Ammonii anisati 5,0
    Sirup. Althaeae 30,0
    Aqu. destill. ad 200,0
        M. D. S. 3 mal täglich 1 Esslöffel.

Mixtura Acidi hydrochlorici.
    Acid. hydrochlor. 1,0
    Tinct. Aurantii 3,0
    Sirup. simplicis 20,0
    Aqu. destill. ad 200,0
        M. D. S. 2 stündlich 1 Esslöffel.

Mixtura diuretica.
    Liqu. Kalii acetici 30,0
    Ol. petroselini gtt. II
    Aqu. destill. ad 200,0
        M. D. S. 3 mal täglich 1 Esslöffel.

Mixtura nervina.
   Kalii bromati 8,0
   Natrii bromati
   Ammon. bromati ana 4,0
   Aqu. destill. ad 200,0
      M. D. S. 3mal täglich 1 Esslöffel.

Mixtura Pepsini.
   Pepsini 5,0
   Acid. hydrochlor. 1,0
   Tinct. Aurant. 5,0
   Sirup. simplicis 20,0
   Aqu. destill. ad 200,0
      M. D. S. 2stündlich 1 Esslöffel.

Mixtura solvens.
   Ammonii chlorati 5,0
   Succi Liquiritiae depurati 2,0
   Aqu. destill. ad 200,0
      M. D. S. 2stündlich 1 Esslöffel.

Oleum Chloroformii.
   Chloroformii P. 1
   Ol. Rapae P. 4
      M. D. S. Aeusserlich.

Pulvis haemorrhoïdalis.
   Folior. Sennae pulv.
   Magnesiae ustae
   Sacchari pulv.
   Sulfuris depurati
   Tartari depurati ana 10,0
  M. D. S. 3mal täglich 1 gestrichenen Teelöffel.

Solutio Jodi Lugol.
   Kalii jodati 5,0
   Tinct. Jodi 20,0
   Aqu. destill. ad 200,0
      M. D. S. Aeusserlich,
  1 Esslöffel voll auf 1 Irrigator Wasser.

Species gynaecologicae Martin.
    Corticis Frangulae conc.
    Foliorum Sennae conc.
    Herbae Millefolii conc.
    Rhizomatis graminis conc. ana 25,0
    M. D. S. 1 Esslöffel voll auf 1 Tasse Tee.

Species nervinae.
    Folior. Trifolii fibrini conc. 40,0
    Folior. Menthae piperitae conc.
    Radicis Valerianae conc. ana 30,0
    M. D. S. 1 Esslöffel voll auf 1 Tasse Tee.

Tinctura stomachica.
    Tinct. Chinae comp.
    Tinct. Rheï vinosae
    Tinct. Zingiberis ana 10,0
    M. D. S. 3 mal täglich 30 Tropfen.

Unguentum Veratrini.
    Veratrini 0,25
    Adipis suilli ad 25,0
    M. D. S. Aeusserlich.

Tabl. laxans vegetabile.
    Extr. Colocynth.   0,065
    Extr. Jalap.   0,032
    Podophyllin.   0,016
    Hephandrin.   0,062
    Extr. Hydrocyamin. 0,016
    Extr. Taraxi   0,016
    Ol Menth. pip.   qu. s.

Tinctura haemostypt.
    aus Secale cornut. mit Spiritus unter Zusatz
        von Acid. sulf. usw. hergestellt
    2,0 der Tinktur = 0,1 Secal. corn.
        mehrmals täglich 1 Teelöffel.

―――

Einige wichtige Durchschnittszahlen.

Länge der Frucht im
- 1. Monat $\quad 1 \times 1 = 1$ cm
- 2. „ $\quad 2 \times 2 = 4$ „
- 3. „ $\quad 3 \times 3 = 9$ „
- 4. „ $\quad 4 \times 4 = 16$ „
- 5. „ $\quad \mathbf{5 \times 5 = 25}$ „
- 6. „ $\quad 6 \times 5 = 30$ „
- 7. „ $\quad 7 \times 5 = 35$ „
- 8. „ $\quad 8 \times 5 = 40$ „
- 9. „ $\quad 9 \times 5 = 45$ „
- 10. „ reif $10 \times 5 = 50$ „

Länge der Nabelschnur 50 cm.

Gewicht der Placenta 500 g.

Fruchtwasser 500—1000 g.

Gewicht des reifen Kindes ca. 3200 g
 (Knaben durchschnittl. schwerer als Mädchen).

Umfang des Schädels 35 cm, der Schultern 32 cm, Steiss 28 cm.

Zahl der Herztöne 116—156.

Leibesumfang am Ende der Schwangerschaft 100 cm.

Becken: Spinae 26 cm, Cristae 29 cm, Trochanteres 32 cm, Conjugata externa 20 cm, Conjugata diagonalis $12^{1}/_{2}$ cm, Berechnete C. vera 11 cm.

Sondenlänge der Uterushöhle 7 cm.

Länge des Ureters 26 cm.

Kontinenz der Blase ca. 300—400 ccm.

Einiges über Diät.

1. Leichteste Form:

Flüssig: bei Fieber, Darmoperationen, auch Dammriss III. (**Cave**: Eis, künstliche Kohlensäurewässer).

Getränke: warmer Tee (mit Zucker, Zitrone), Kaffee mit mässig Milch, Wasserkakao; alkoholfreie Getränke: Alfosa (Orange), Pomril (Aepfel), Fosco (Kakao).

Kühl: Fachinger, Biliner, Wasser mit Zitronen (ohne Kerne), Orangen-, Apfelsinensaft, Spuren Kognak.

Suppen: Haferschleim (süss oder salzig), magere Fleischbrühe, Weinsuppe, Frucht-, Gemüsesuppe (durchgepresst), Milchsuppe.

Kalte Gelées: Fleisch (Hühner-, Kalb-), Frucht-, Wein-, Milch-.

2. Brei (Puréeform):

Nach Magen-, Darmoperationen, bei schmerzhaftem Magen, Gallenblase, Hämorrhoiden!, alten Leuten, wunder Mundhöhle (Benutzung eines Glasröhrchens): Milchbrei mit Reis, Gries, Tapioca, Mondamin. — Gelbei.

Gemüse: Frische, mit dem Kochwasser durchdrücken: Spinat, Mohrrüben, junge Schoten, Salat.

Kartoffelbrei. Fruchtmus: (Apfel, Pflaumen, Pfirsich, Aprikosen).

Flammerie (Zitronen-, Chokoladen-), Kaffeecrême.

Fleischpurée (fein gewiegt): Taube, Huhn, Kalb.

Zwieback, Cakes, Toast.

3. Halbe Kost:

Kleine Portionen im Beginn der Genesung bei mässigem Appetit, schwachem Magen.

Cave: Zwingen, Ueberfüttern.

Appetitanregend: Sardellen (1—2 Stunden gewässert), guter Hering (12—24 Std. in Milch), Kaviar, Austern (nur im Winter).

Mittags: Suppe, Fleisch mit Gemüse, Kartoffeln, Salat. Kompot: Warmer, kalter Pudding, Crême (Eis, cave: Vanille).

Abends (2—3 Stunden vor dem Schlafengehen.): Kalter Aufschnitt, Gemüse, Salat. Leicht gebratene und gebackene Fleisch- oder Eierspeise. — Ragouts.

4. Volle Kost:

Bei guten Funktionen, bei Pyämie!

Fisch: Für Kranke nur lebendig in die Küche gebrachte.

Für alle Stoffwechselkranke Mässigkeit!

Bei chronisch Kranken Konzessionen und Diätwechsel, sowie Unlust oder Schwächegefühl auftritt.

1. Bei Eiweissharn: Cave lange Milchkuren, besonders bei schwachen Herzen! Milch 1—2 l, auch als Milchsuppe, Milchbrei. — Wenig Salz! Gewürz: Zitrone!

   Bohnenhülsentee. Weisses Fleisch, Fisch.

   Purinhaltig: Fleisch, Leber, Niere, Hirn, Bries (daher nicht bei Gichtikern).

2. Bei Zuckerharn: Vor Operationen entzuckern! Aktive Muskelbewegungen! Einstellung auf Kohlehydrate. Nach Operationen: Bei Aceton, Acetessigsäure nicht zu strenge Kost, bald Aufstehen! Cave: Morphium.

   Verbot: Zucker, Kuchen, Chokolade.

   Mässig: Kartoffeln, Mehl, Brot (Grahambrot). Junge Gemüse mit Butter dämpfen. Reichlich Butter, Fleisch, Käse.

   Sacharin: zu verschreiben als Krystallose (jedes Fläschchen enthält 300 Täfelchen). Es können 10 auf einmal verschrieben werden (à 1 M. 10 Pf.).

3. Bei Gallensteinen viel warmes Wasser, Purée-
form. Hauptmahlzeit morgens, kleinste abends.
Kleine Mahlzeiten! Täglich Stuhl.
Cave: Massen! Schweres (festes Fleisch,
Kohl, Fasern, Speck, Majonnaise, Eis, Räucher-
ware).
4. Bei Magengeschwür: Reiswasser, eiskalte
Milch, Fleischsaft.

Notizen

Notizen

Notizen

Notizen

Notizen

MIX
Papier aus verantwortungsvollen Quellen
Paper from responsible sources
FSC® C105338

If you have any concerns about our products,
you can contact us on
ProductSafety@springernature.com

In case Publisher is established outside the EU,
the EU authorized representative is:
**Springer Nature Customer Service Center GmbH
Europaplatz 3, 69115 Heidelberg, Germany**

Printed by Libri Plureos GmbH
in Hamburg, Germany